NOUVEAUX RÉSULTATS

DE L'EMPLOI

DES EAUX MINÉRALES DE VICHY

DANS LE TRAITEMENT

DE LA GOUTTE;

SUIVIS

DE QUELQUES RÉFLEXIONS SUR LE RAPPORT DE MM. GAY-LUSSAC ET PELOUZE,

FAIT A L'ACADÉMIE DES SCIENCES LE 21 MARS 1842,

Sur plusieurs communications de M. le docteur Leroy-d'Étiolles

relatives

A LA DISSOLUTION DES CONCRÉTIONS URINAIRES;

PAR

CHARLES PETIT,

Docteur en médecine, inspecteur-adjoint des eaux de Vichy.

PARIS.

CHEZ J. B. BAILLIÈRE, LIBRAIRE DE L'ACADÉMIE ROYALE DE MÉDECINE,
Rue de l'Ecole-de-Médecine, 17.

A LONDRES,

CHEZ BAILLIÈRE, 219, REGENT-STREET.

1842.

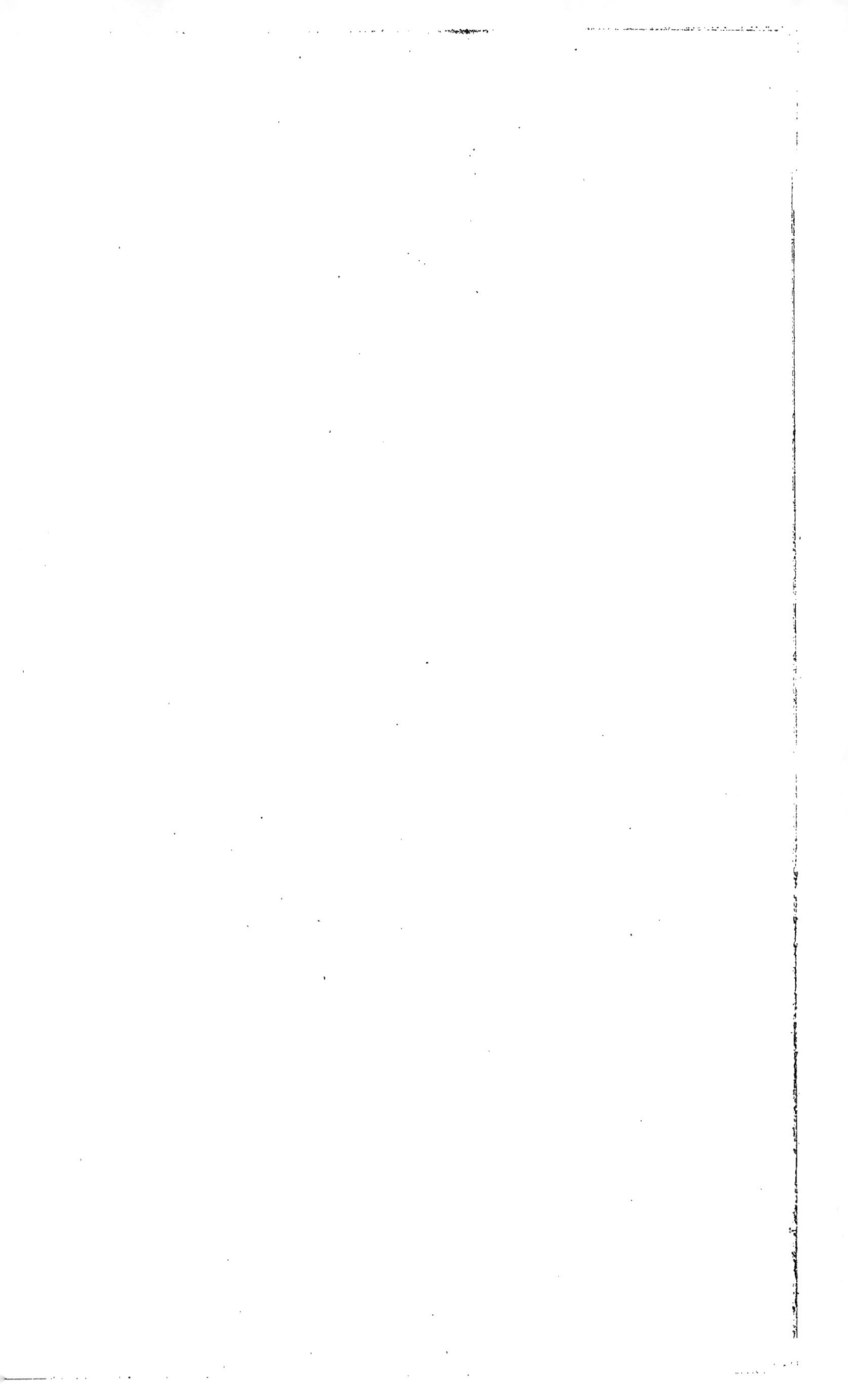

NOUVEAUX RÉSULTATS

DE L'EMPLOI

DES EAUX MINÉRALES DE VICHY

DANS LE TRAITEMENT

DE LA GOUTTE;

SUIVIS

DE QUELQUES RÉFLEXIONS SUR LE RAPPORT DE MM. GAY-LUSSAC ET PELOUZE,

FAIT A L'ACADÉMIE DES SCIENCES LE 21 MARS 1842,

Sur plusieurs communications de M. le docteur Leroy-d'Étiolles

relatives

A LA DISSOLUTION DES CONCRÉTIONS URINAIRES;

PAR

CHARLES PETIT,

Docteur en médecine, inspecteur-adjoint des eaux de Vichy.

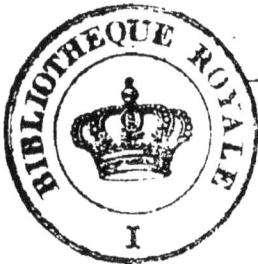

PARIS.

CHEZ J. B. BAILLIÈRE, LIBRAIRE DE L'ACADÉMIE ROYALE DE MÉDECINE,
Rue de l'Ecole-de-Médecine, 17.

A LONDRES,
CHEZ BAILLIÈRE, 219, REGENT-STREET.

1842.

NOUVEAUX RÉSULTATS

DE L'EMPLOI

DES EAUX MINÉRALES DE VICHY

DANS LE TRAITEMENT

DE LA GOUTTE.

———

Depuis les observations que j'ai déjà publiées et le rapport qui a été fait à l'Académie royale de médecine sur l'emploi des eaux de Vichy dans le traitement de la goutte (1), j'ai recueilli de nouveaux faits, et en assez grand nombre pour qu'il soit possible aujourd'hui, en les rapprochant de ceux déjà connus, d'apprécier avec beaucoup plus de certitude les effets du traitement alcalin contre cette affection.

Ces résultats sont une nouvelle preuve de l'efficacité de ce traitement.

(1) RAPPORT SUR L'EMPLOI DES EAUX MINÉRALES DE VICHY DANS LE TRAITE-
MENT DE LA GOUTTE, ETC. ; par M. Patissier, membre de l'Académie royale de
médecine. Chez J.-B. Baillière. Paris, 1840.

Ils ne permettent pas, il est vrai, de promettre aux goutteux un succès toujours complet, toujours égal dans tous les cas, et de leur donner l'assurance qu'il doit leur suffire, comme ils se l'imaginent trop facilement, de prendre les eaux de Vichy pendant une saison pour n'avoir plus jamais à redouter le retour d'aucun accès. Il faut encore, je le sais et ne cesse de le répéter, pour pouvoir espérer un succès durable, que, rentrés chez eux, ils continuent l'usage des boissons alcalines, et qu'ils suivent un régime qu'ils n'observent malheureusement pas toujours. Néanmoins, si l'on voulait bien ne pas oublier que la médecine est encore à chercher, même contre des maladies infiniment moins rebelles que la goutte, des remèdes infaillibles, et que cette dernière affection a résisté jusqu'à présent à tous ceux qui lui ont été opposés, l'on reconnaîtrait que c'est déjà être arrivé à un heureux résultat que de pouvoir aujourd'hui, au moyen des boissons alcalines et d'un régime qui n'a rien de bien rigoureux, lutter avec assez de succès contre cette maladie pour empêcher le retour de ses accès, dans un assez grand nombre de cas ; les rendre beaucoup moins fréquens et moins intenses, dans presque tous ; redonner plus ou moins complètement aux articulations la force et la souplesse qu'elles ont perdues, toutes les fois qu'elles ne sont pas déjà entièrement ankilosées ou tout à fait déformées ; arrêter enfin les progrès de cette cruelle maladie, surtout lorsqu'il est bien démontré aujourd'hui, non-seulement que ce traitement n'a aucun inconvénient pour la santé générale, quand il est employé avec discernement, mais qu'il exerce ordinairement au contraire, sous ce rapport, une heureuse influence.

La seule condition fâcheuse de ce traitement, mais condition qui sera probablement toujours inévitable, à quelque remède que l'on ait recours, parce qu'elle tient à la nature même de la maladie, c'est, si l'on veut du moins obtenir un succès durable, de ne pouvoir pas être un traitement momentané de quelques semaines, ni même de quelques mois ; c'est qu'il faut nécessairement que son action soit persévérante, presque incessante, pour pouvoir lutter avec succès contre la disposition que conserve toujours la maladie à reparaître. En effet, la goutte est tellement inhérente à certaines constitutions, surtout dans les familles où elle se transmet héréditairement, qu'elle conserve toujours une tendance plus ou moins grande à se reproduire, à se manifester de nouveau à des intervalles plus ou moins longs ; et cette tendance est d'autant plus marquée qu'elle est souvent favorisée par certaines causes qui, telles que l'abus de la bonne chère ou même seulement une alimentation trop abondante, l'usage peu modéré du vin ou de toute autre boisson alcoolique, les plaisirs de l'amour trop souvent répétés, l'exposition au froid et à l'humidité, une violente colère, ainsi que tout ce qui peut mettre nos passions en jeu ou donner lieu à des commotions morales, exercent la plus funeste influence sur les goutteux; mais malheureusement, pour se soustraire à la plupart de ces fâcheuses influences, il faudrait renoncer à certaines jouissances de la vie auxquelles ces malades renoncent d'ordinaire très difficilement. Lorsqu'ils souffrent, ils font bien quelquefois de beaux projets de réforme ; mais dès qu'ils ont été quelque temps sans souffrir, ils ont une facilité toute particulière à se persuader qu'ils n'ont plus rien à craindre, et oubliant alors tous leurs projets de sagesse, avec les recommandations du médecin, ils ne tardent pas à céder à leurs penchans naturels et à reprendre leur mauvais régime habituel, jusqu'à ce qu'une nouvelle crise vienne les avertir que la goutte est une maladie qu'il ne faut jamais cesser de combattre.

Outre les causes que je viens d'énumérer comme exerçant une influence fâcheuse sur le retour des accès de goutte, et que les malades pourraient souvent éviter, il en est cependant contre lesquelles leur volonté est impuissante. Ainsi l'on voit très souvent un accès de goutte se développer sans autre cause apparente qu'une affection inflammatoire catarrhale ou autre, une grande fatigue, des nuits passées sans sommeil, ou tout autre état d'excitation plus ou moins vive.

Dans ces diverses dispositions, y aurait-il une production momentanée plus considérable d'acide urique? Ce qu'il y a de certain, c'est que j'ai quelquefois observé que lorsque les malades, goutteux ou autres, qui sont soumis à l'action de l'eau de Vichy, se trouvent accidentellement dans ces conditions, leur urine, d'alcaline qu'elle était devenue d'abord, sous l'influence de cette eau, reprend le caractère acide, malgré que l'usage en ait été continué, et que, dans ce cas, où il est ordinairement indiqué d'interrompre le traitement, au moins momentanément, si l'on veut le continuer, ce n'est, ce qui semble singulier, qu'en diminuant la quantité d'eau en boisson que l'urine redevient alcaline ; ce qui prouve combien une irritation quelconque doit prédisposer au retour des accès de goutte, et que l'usage des boissons alcalines, quoique étant assurément le meilleur préservatif de la goutte, peut cependant n'être pas toujours un moyen suffisant de s'en garantir.

Sans vouloir revenir ici sur la théorie que j'ai donnée ailleurs, et d'après laquelle, une trop grande production d'acide urique est considérée comme la cause de la goutte, théorie qui m'a conduit à employer les eaux de Vichy pour combattre cette maladie, je crois cependant devoir faire connaître quelques expériences qui semblent la confirmer de plus en plus.

J'ai recueilli à la surface de la peau, chez quelques goutteux, de cette sécrétion gluante, assez épaisse et comme saupoudrée d'une matière blanche, qu'on observe très souvent à la suite des accès de goutte, et j'ai prié M. O. Henry, chef des travaux chimiques de l'Académie de médecine, de vouloir bien soumettre cette sécrétion à l'analyse chimique. Je lui en ai d'abord remis nne petite quantité que j'avais ramassée, à la suite d'un fort accès de goutte, sur la main d'un malade, âgé de 56 ans, d'une forte constitution, d'un tempérament sanguin, et qui était goutteux depuis l'âge de 24 ans. Il est résulté de cette analyse (voyez le JOURNAL DE PHARMACIE, etc.; octobre 1841) que cette matière était composée : 1° de beaucoup d'albumine (les 4|5ᵉˢ environ) ; 2° d'acide lactique et phosphorique *sans doute* ; 3° de chlorure de sodium, et de phosphate de chaux ; 4° *d'urate de soude*, traces sensibles.

Depuis, j'ai de nouveau prié M. Henry d'analyser de cette même matière recueillie sur deux autres goutteux, à la suite d'accès de goutte. Chez l'un, elle avait été recueillie sur la poitrine, et chez l'autre, sur le dos du pied. Cette analyse a encore fourni à peu près les mêmes résultats, et toujours démontré, dans cette sécrétion, l'existence de *l'urate de soude*.

La présence d'un *urate* dans la sécrétion de la peau, sel qu'on ne trouve pas dans cette sécrétion chez les sujets sains ou affectés d'autres maladies, m'a paru un fait intéressant et qui pouvait jeter quelque lumière sur le traitement de la goutte. Il reste à examiner si ce sel existe également dans tous les produits des sécrétions morbides des goutteux. On peut le supposer ; mais, pour le moment, je me borne à constater le fait, quant à la sécrétion de la peau, et à faire remarquer que sa présence dans cette sécrétion vient tout à fait à l'appui de la théorie que j'ai donnée.

Je n'ai pas cru qu'il fût nécessaire de donner ici, dans tous leurs détails, toutes les observations que j'ai recueillies. Il m'a semblé que ce ne serait là qu'une répétition fastidieuse de tous les caractères que présente la goutte, et qui offrent, comme on sait, des nuances si diverses, suivant les malades, sans que cependant il y ait aucune raison, jusqu'à présent, d'admettre que la nature de la maladie ne soit pas la même dans tous les cas. J'ai donc pensé qu'assez d'observations détaillées avaient été publiées, qu'un plus grand nombre apprendrait peu de chose de nouveau, et qu'il suffirait de donner ici les résultats généraux, en citant seulement quelques exemples, lorsque ce serait nécessaire, pour faire mieux comprendre ces résultats. Toutefois, je conserverai ces observations, avec tous les renseignemens fournis par les malades eux-mêmes ou par leurs médecins ordinaires, afin de les mettre à la disposition de l'Académie, dans le cas où l'on jugerait à propos de faire une nouvelle enquête sur les effets des eaux de Vichy dans le traitement de la goutte.

Les faits nouveaux qui font l'objet de cette note sont au nombre de quatre-vingt-neuf. Ce n'est pas là, à beaucoup près, le chiffre de tous les goutteux qui sont venus à Vichy depuis le rapport fait à l'Académie ; mais, dans ma conviction que la goutte est une affection contre laquelle on doit lutter avec persévérance, toujours peut-être, si l'on veut obtenir un succès durable, je ne puis pas considérer comme ayant fait un traitement, les malades que je n'ai pu observer encore que pendant une seule saison, ou qui, après avoir passé quinze jours ou un mois à Vichy, non seulement n'y sont plus revenus, mais n'ont plus fait aucun traitement chez eux, ni observé aucun régime. Je n'ai dû comprendre au nombre des goutteux ayant fait un traitement que ceux qui sont venus au moins deux saisons à Vichy, ou qui, y étant venus seulement une saison, ont continué chez eux, depuis cette époque, le traitement indiqué ; et encore, parmi ceux qui m'ont fourni les résultats que je vais donner, en est-il beaucoup qui n'ont observé ce traitement qu'avec beaucoup de négligence et qui probablement auraient obtenu une plus grande amélioration dans leur état s'ils l'avaient suivi plus rigoureusement.

Je n'ai voulu parler non plus, pour plus d'exactitude, que de ceux que j'ai pu voir moi-même récemment, ou sur la santé desquels j'ai pu me procurer, depuis le moment où j'ai cessé de les voir, des renseignemens exacts, soit en leur écrivant directement, soit en m'adressant à leurs médecins ordinaires.

Dans l'appréciation des faits, j'ai cru devoir suivre la marche adoptée par M. le docteur Patissier, dans la rédaction du rapport à l'Académie. Je les ai donc rangés, comme lui, en trois séries : 1° cas dans lesquels l'emploi des eaux de Vichy et des boissons alcalines a fait cesser depuis plusieurs années les accès de goutte articulaire sans accident consécutif ; 2° cas dans lesquels l'emploi des eaux de Vichy et des boissons alcalines a rendu les accès de goutte articulaire moins longs et moins douloureux ; 3° cas de goutte articulaire dans lesquels l'emploi des eaux de Vichy n'a pas produit d'amélioration sensible.

PREMIÈRE SÉRIE. — CAS DANS LESQUELS L'EMPLOI DES EAUX DE VICHY ET DES BOISSONS ALCALINES A FAIT CESSER, DEPUIS PLUSIEURS ANNÉES, LES ACCÈS DE GOUTTE ARTICULAIRE, SANS ACCIDENT CONSÉCUTIF.

Les malades qui composent cette série sont au nombre de vingt-cinq. Dans dix-sept cas, la goutte était héréditaire et s'était manifestée pour la première fois à trente-sept ans, âge moyen ; dans les huit autres cas, elle était acquise , et s'était montrée pour la première fois à 42 ans, âge moyen. Parmi les dix-sept malades affectés de goutte héréditaire, douze étaient en même temps graveleux, ou au moins leur urine déposait souvent un sédiment rouge. Dans les huit cas où la goutte était acquise, il y avait cinq graveleux.

Ces vingt-cinq malades étaient en général goutteux depuis longtemps, quelques-uns depuis vingt-cinq ans, d'autres même depuis trente ans. Le terme moyen de l'existence de cette maladie, chez eux, était quatorze ans. Quelques-uns n'avaient qu'une seule attaque de goutte par an, la plupart en avaient deux, quelquefois davantage, et souvent de plusieurs mois de durée. Chez plusieurs, la marche était extrêmement pénible, et, chez quelques-uns, elle ne pouvait avoir lieu qu'avec des béquilles. Je citerai particulièrement quelques-uns de ces cas, pour mieux faire juger de l'amélioration qui a été obtenue.

Obs. I. — M. Chauvelot, de Dijon (oncle de M. Chauvelot, autre goutteux cité dans le rapport à l'Académie), âgé de 60 ans, était goutteux depuis 30 ans, lorsqu'il vint à Vichy, pour la première fois, le 9 juin 1840. Il avait tous les ans une, deux et quelquefois trois attaques de goutte très violentes , et il n'était presque jamais sans quelques douleurs dans l'intervalle. Il prit les eaux en boisson et en bains pendant environ un mois, et, rentré chez lui, il y continua avec exactitude le régime alcalin. Revenu à Vichy le 25 juin 1841, il n'avait éprouvé aucune douleur depuis l'année précédente, et il marchait avec facilité. Par une lettre en date du 8 de ce mois (avril 1842), il me dit : « Cette année comme la précédente, je n'ai eu aucun ressentiment de goutte, malgré des courses pénibles et réitérées. Après avoir souffert pendant 30 ans des douleurs cruelles , gardant le lit ou la chambre trois, six et même jusqu'à quatorze mois de suite, et ne pouvant, dans aucun moment de l'année, compter sur ma santé pour m'occuper de mes affaires, qui en ont trop souvent souffert, vous devez comprendre, Monsieur, combien je m'estime heureux du soulagement que je dois aux eaux de Vichy. »

Obs. II. — M. Boursigaux, âgé de 58 ans, demeurant à Vassogue, près Beaurieux (Aisne), était goutteux depuis sept ans, lorsqu'il vint à Vichy, le 7 juillet

1839. Pas de parens goutteux; pas de gravelle. Il avait une et quelquefois plusieurs attaques de goutte par an. Dans les deux dernières attaques, les doigts de la main droite s'étaient tous déformés et étaient devenus inflexibles. Ses genoux étaient aussi restés à demi-fléchis, ce qui rendait la marche extrêmement pénible, même avec des béquilles. Il passa à Vichy une longue saison, et commença déjà alors à éprouver un peu d'amélioration. Il y est revenu en 1840 et en 1841, et chaque année avec une amélioration très sensible. La dernière année, la jambe gauche s'étendait presque entièrement; la droite avait moins gagné, sous ce rapport; mais, à l'aide d'un talon élevé que je lui avais conseillé, il marchait assez bien. Je viens de recevoir une lettre de lui (29 mars 1842), et il me dit : « J'ai passé l'hiver on ne peut mieux. Je marche sans béquilles depuis le mois de décembre ; je me sers quelquefois d'une canne, mais seulement quand j'éprouve quelques petites souffrances, ce qui n'arrive que quand le temps veut changer. Du reste je me promène tous les jours; je fais environ une lieue et je m'en trouve bien. Tous les matins je bois un demi-litre d'eau alcalisée; mon appétit est excellent. »

Je ne pense pas qu'il soit nécessaire de multiplier ces citations; j'ajouterai seulement ici l'extrait suivant d'une lettre d'un de mes confrères, M. le docteur Boudant, médecin à Gannat (Allier), auquel j'avais écrit pour avoir des nouvelles d'un de ses malades, M. R..., qui était venu, pendant plusieurs saisons, prendre les eaux de Vichy.

Obs. III.—«Je m'empresse, me dit-il (2 avril 1842), de vous donner les renseignemens que vous me demandez relativement à la santé de M. R. Depuis trois ans qu'il a fait usage des eaux de Vichy, il n'a plus éprouvé d'accès de goutte, et son état général s'est même sensiblement amélioré. Vous savez qu'avant de se soumettre à ce traitement, il éprouvait un ou deux accès chaque année, et que, dans les intervalles, il souffrait encore souvent de quelques petites crises qui l'obligeaient à garder le repos pendant deux ou trois jours. Aujourd'hui, ces divers états n'existent plus. Cependant je dois vous dire que, dans le courant du mois de janvier dernier, après des fatigues multipliées, des voyages à pied, de cinq à six lieues par jour, par le froid, la pluie et la neige, et joignez à cela de l'inquiétude morale, il a éprouvé une irritation gastrique, avec fièvre, qui a exigé un traitement d'une dixaine de jours. Cet état, pour moi, n'avait rien de commun avec la goutte, mais M. R... voulait absolument que ce fût cette maladie qui était remontée dans l'estomac. Notez qu'il n'a nullement souffert des articulations, ni avant ni pendant la durée de cette maladie, et que maintenant il se porte bien. »

Quant aux autres goutteux de nos environs, je n'ai également que de bons renseignemens à vous donner sur leur compte. Je vous citerai, entre autres, M. B... (c'est un des goutteux cités dans le rapport à l'Académie), le plus goutteux de tous certainement; je l'ai vu récemment, et il se porte à merveille.

DEUXIÈME SÉRIE. — CAS DANS LESQUELS L'EMPLOI DES EAUX DE VICHY ET DES BOISSONS ALCALINES A RENDU LES ACCÈS DE GOUTTE ARTICULAIRE MOINS FRÉQUENS, MOINS LONGS ET MOINS DOULOUREUX.

Les malades qui constituent cette série sont au nombre de 59. Chez 39, la goutte était héréditaire et s'était montrée pour la première fois à 33 ans, âge moyen ; chez les 20 qui l'avaient acquise, elle s'était développée à 38 ans, âge moyen. Parmi les 39 malades affectés de goutte héréditaire, 20 avaient fréquemment dans leur urine de la gravelle, du sable fin ou un sédiment rouge ; un d'eux a même un calcul dans la vessie. Dans les 20 cas de goutte acquise, on trouve 9 graveleux, ou ayant souvent un sédiment rouge dans leur urine.

Tous les malades que j'ai rangés dans cette série ont obtenu un soulagement plus ou moins marqué ; quelques-uns même ont éprouvé de si légers accès, comparativement à ceux qu'ils avaient avant de prendre les eaux de Vichy, que, pour moi, le succès chez eux est presque aussi remarquable que chez les malades qui composent la première série. Tous avouent qu'ils sont incomparablement mieux qu'avant qu'ils eussent fait usage des eaux de Vichy, et si quelques-uns ont encore éprouvé quelques accès assez douloureux, ils reconnaissent eux-mêmes, pour la plupart, ou qu'ils ont négligé le traitement que je leur avais recommandé, ou que ces accès sont la suite de quelque imprudence.

Je ne veux pas dire cependant que la goutte ne reparaîtrait jamais chez aucun goutteux, si tous suivaient plus exactement le traitement indiqué et ne commettaient jamais d'imprudence. La goutte a une telle tendance à reparaître chez certains goutteux, que je ne crois pas que l'on puisse espérer, dans tous les cas, un tel résultat, même en admettant que les malades suivent toujours le traitement le plus rigoureux et le plus rationnel ; mais j'ai la conviction, par ce que j'observe ordinairement chez ceux qui font un usage plus fréquent des boissons alcalines, et qui sont habituellement sobres, qu'il serait possible, si les malades étaient plus dociles aux conseils qu'on leur donne, d'obtenir des résultats beaucoup plus satisfaisans encore que ceux que je constate ici. Mais je ne veux pas pousser plus loin ces réflexions : quelques exemples choisis parmi les malades qui composent cette série feront mieux comprendre les résultats que l'on peut espérer du traitement que tout ce que je pourrais dire.

Obs. IV. — M. Morice, capitaine de vaisseau en retraite à Lorient, était goutteux depuis vingt-huit ans, lorsqu'il vint à Vichy pour la première fois, le 7 juin

1839. La goutte était chez lui une maladie héréditaire, et il avait en même temps la gravelle. Il avait deux, trois et quelquefois quatre attaques de goutte par an, et toujours longues et extrêmement douloureuses. Il prit les eaux pendant cinq semaines, et continua ensuite chez lui le régime alcalin. Il s'en trouva très bien et revint à Vichy, le 25 mai 1840, sans avoir éprouvé aucun accès de goutte depuis l'année précédente. Il fut moins heureux dans l'hiver de 1840 à 1841 ; il eut une attaque qui fut très peu douloureuse, comparativement à celles qu'il avait avant son traitement, mais qui l'obligea cependant à garder la chambre pendant près d'un mois. M. Morice est revenu encore prendre les eaux de Vichy pendant la saison de 1841, et il vient de m'écrire (31 mars 1842) : « J'ai très bien passé l'hiver, je suis sorti presque tous les jours. Une fois seulement j'ai eu un peu de goutte à un pied ; elle s'est ensuite portée sur les parois de la poitrine. On m'a appliqué quelques sangsues, et le lendemain j'ai pu sortir. Je n'ai éprouvé que des douleurs très légères, tandis qu'avant d'avoir pris les eaux de Vichy je passais six mois de l'année, tant dans mon lit que dans ma chambre, avec des douleurs atroces. J'ajouterai qu'avant mon traitement je marchais très difficilement dans l'intervalle des accès, et que maintenant je me promène tous les jours, même sans le secours de ma canne. Depuis que j'ai quitté Vichy, le 1er juillet, j'ai bu chaque jour, pendant le reste de l'été, deux litres d'eau alcalisée au moyen du bi-carbonate de soude, et un seul litre pendant l'hiver. »

Obs. V. — M. Mathias, demeurant à Issoire (Puy-de-Dôme), vint à Vichy le 18 août 1840. Il avait des parens goutteux du côté paternel et du côté maternel. Il y avait huit ans que la goutte s'était déclarée chez lui pour la première fois ; il en avait une attaque chaque année, qui parcourait presque toutes les articulations et qui durait au moins un mois et souvent deux ou trois. La marche était difficile dans l'intervalle des attaques, et plusieurs doigts de la main droite étaient inflexibles. Il n'avait jamais eu la gravelle. Après avoir passé un mois à Vichy, il continua chez lui l'usage des boissons alcalines. M. Mathias est revenu prendre les eaux de Vichy au mois de juin 1841 ; il avait eu, à la fin du mois de janvier précédent, un accès de goutte très faible et presque sans douleur, si ce n'est pendant cinq à six heures. Enfin, M. Mathias m'écrit (2 avril 1842) : « Si vous m'aviez demandé de mes nouvelles quinze jours plus tôt, je vous aurais répondu que je n'avais plus rien ressenti depuis mon dernier voyage à Vichy ; mais je fis une imprudence il y a une quinzaine de jours, je restai plus d'une heure dans un jardin par un temps froid, en sortant du lit, et je me sentis pris de suite. J'ai eu un petit accès pendant lequel j'ai souffert, à deux reprises, pendant deux ou trois heures seulement ; le reste du temps, je n'ai éprouvé aucune espèce de douleur, ce que je crois devoir attribuer à l'usage presque continuel du bi-carbonate de soude. Auparavant, les accès me duraient deux à trois mois, et je souffrais beaucoup pendant une quarantaine de jours. Je marche aussi plus facilement, et ai bien meilleur appétit depuis que j'ai fait usage des eaux de Vichy. »

Obs. VI. — M. Ratignié, âgé de 53 ans, demeurant à Villié, canton de Beaujeu (Rhône), était goutteux depuis vingt-un ans, lorsqu'il vint à Vichy, le 26 juin 1840. Il est fils d'une mère goutteuse. Ce malade avait tous les ans deux, trois et quelquefois quatre attaques de goutte, d'un mois de durée chacune, et souvent de deux à trois. La dernière attaque qu'il avait eue, et qui avait commencé le 1ᵉʳ décembre précédent, l'avait rendu presque impotent. Les genoux ne pouvaient plus s'étendre complètement, et les pieds n'avaient plus que peu de mobilité; enfin, il ne pouvait plus que se traîner en quelque sorte à l'aide de béquilles. Il prit les eaux avec beaucoup de zèle et d'exactitude, et il continua ensuite son traitement chez lui. Lorsqu'il revint à Vichy, au mois de juin 1841, ceux qui l'avaient vu se traîner si péniblement l'année précédente furent fort étonnés de le voir marcher sans béquilles. Il n'avait eu, depuis la dernière saison, que deux très légers accès de goutte, qui ne l'avaient fait souffrir chacun que deux ou trois jours. Ce malade m'a écrit récemment (1ᵉʳ avril 1842); il me dit : « Depuis plus d'un an je n'ai pas eu d'accès de goutte qui m'ait arrêté seulement une heure. Lorsque, dans le courant de la journée, je me suis fatigué, les articulations des pieds sont un peu gonflées et douloureuses le soir; mais le matin, lorsque je me lève, il n'y a plus ni gonflement, ni sensibilité. »

Je ne veux pas allonger ce mémoire d'un plus grand nombre d'observations, qui d'ailleurs offriraient toutes à peu près les mêmes résultats ; cependant, je crois devoir ajouter la suivante, comme appartenant à un des malades de la même série qui ont éprouvé le moins d'amélioration de l'emploi des eaux de Vichy.

Obs. VII. — M. R., commissaire de marine à Cherbourg, vint à Vichy, pour la première fois, le 1ᵉʳ juin 1839. Chez lui, la goutte, qu'il avait depuis quatorze ans, était héréditaire, et du côté paternel, et du côté maternel. Il n'avait jamais eu la gravelle. Il avait une et quelquefois deux attaques de goutte par an, toujours très douloureuses et ordinairement de trois mois de durée. Elle parcourait la plupart des articulations, et presque toujours elle se portait sur les parois de la poitrine, où elle causait des douleurs violentes, en même temps qu'elle mettait le malade dans l'impossibilité de faire le moindre mouvement. M. R. prit les eaux pendant cinq semaines, et continua ensuite son traitement chez lui très exactement. Il eut néanmoins un accès de goutte dans le courant de l'hiver, mais incomparablement moins violent qu'autrefois, puisqu'il ne le fit réellement souffrir que pendant une douzaine de jours. Il revint à Vichy à la fin de mai 1840, très content de sa santé. Pendant son traitement, il fut pris à Vichy même d'une attaque de goutte assez douloureuse, qui le retint au lit ou à la chambre pendant une quinzaine de jours. Il est encore revenu à Vichy au mois de juin 1841, n'ayant eu, depuis l'année précédente, qu'un très léger accès de goutte, et seulement de quelques jours de durée. Enfin, ce malade m'écrit (2 avril 1842) : « Je m'empresse de vous transmettre les renseignemens que vous me demandez sur ma santé, depuis que j'ai quitté Vichy. Tout a été fort bien pendant quatre mois; puis j'ai éprouvé de temps en temps quelques ressentimens de goutte, particulièrement à la poitrine, mais fort légers. Au mois de janvier, j'ai été pris d'un accès sérieux aux coudes, aux mains et à l'un des pieds. La goutte a fini, commo d'ordinaire, par se porter à la poitrine. Je l'ai combattue à plusieurs reprises par les sinapismes. Les douleurs ont duré trois semaines environ, et ont été violentes dans les mains, moins fortes aux coudes, et très supportables au pied. En somme, j'ai beaucoup moins souffert qu'autrefois. » M. R. me donne en même temps de bonnes nouvelles de deux autres goutteux de Cherbourg. Il finit ainsi sa lettre : « En résultat, vous voyez que vos podagres de Cherbourg n'ont qu'à se louer de l'usage qu'ils ont fait des eaux de Vichy. Du triumvirat, c'est moi qui ai le plus souffert, mais aussi suis-je le doyen. »

TROISIÈME SÉRIE. — CAS DE GOUTTE ARTICULAIRE DANS LESQUELS L'EMPLOI DES EAUX DE VICHY N'A PAS PRODUIT D'AMÉLIORATION SENSIBLE.

Les cinq goutteux qui composent cette série ne se félicitent pas des résultats qu'ils ont obtenus, et en effet ils ont été beaucoup moins heureux que les autres ; cependant je ferai remarquer qu'ils ne se plaignent d'aucun accident, et il est plus que probable qu'au moins quelques-uns d'entre eux eussent obtenu un meilleur résultat, s'ils eussent mieux suivi leur traitement et observé un meilleur régime.

Obs. VIII. — Un d'eux, M. Demeulle, du Hâvre, âgé maintenant de 60 ans, et qui avait eu son grand père paternel et sa grand'mère maternel goutteux, vint à Vichy à la fin de mai 1839. Il avait eu sa première attaque de goutte à 40 ans. On ne voyait de sédiment rouge dans son urine qu'au commencement et à la fin de ses attaques. Il avait ordinairement deux attaques par an, longues, très douloureuses, et parcourant toutes les articulations : la dernière avait duré plus de cinq mois. Les pieds étaient raides et presque ankylosés ; les doigts de la main droite se fermaient très difficilement. Il prit les eaux pendant cinq semaines. Revenu à Vichy au mois de juin 1840, il avait eu une attaque de goutte au mois de mars précédent, mais très peu douloureuse et seulement de vingt-cinq jours de durée, ce qui était une très faible attaque, comparativement à celles qu'il avait auparavant. Sa santé générale était d'ailleurs excellente. Il prit encore les eaux pendant un mois et quitta Vichy bien portant.

Depuis cette époque, M. Demeulle n'est pas revenu à Vichy, et voici ce qu'il m'écrit en date du 27 mars dernier (1842) : « Après la première saison que je passai à Vichy, je n'eus, comme vous le savez, qu'un accès de goutte de peu de durée ; mais en 1840 j'eus une attaque qui me força à garder le lit depuis le commencement d'octobre jusqu'à la fin de janvier. Je dois dire que j'aurais peut-être évité cette attaque ou du moins son intensité, si j'avais eu soin de ne pas rester pendant toute une journée dans une humidité complète ; car c'est immédiatement après qu'elle se déclara. Une nouvelle attaque est venue me surprendre l'hiver dernier, au moment où l'approche du carnaval *me donnait l'espoir de figurer avec distinction à la table de quelques amis*, qui m'avaient engagé à l'avance. Ne sachant à quel saint me vouer, j'avalai une vingtaine de pilules de Lartigues dont on m'avait beaucoup vanté l'efficacité, et, en effet, en cinq ou six jours, mon accès disparut; mais comme j'avais arrosé mes pilules avec du vin de Madère et du vin de Champagne, il me resta un malaise qui amena de nouveau la goutte. Enfin, je suis maintenant dans un état assez satisfaisant. » M. Demeulle finit sa lettre en m'autorisant à le désigner par son nom si je le juge à propos, et à le citer comme exemple à tous mes goutteux pour sa tempérance et sa sobriété. Il me prie surtout de leur recommander les pilules de Lartigues délayées dans du vin de Madère ou de Champagne, panacée immanquable, dit-il, pour les envoyer dans un monde meilleur. Du reste, il ne me dit pas que depuis qu'il a quitté Vichy il ait fait usage de boissons alcalines.

J'ai suivi, comme on voit, la recommandation de M. Demeulle ; mais je ne sais pas trop si mes goutteux feront bien de suivre le régime qu'il me paraît avoir adopté.

L'observation suivante est un exemple de goutte acquise, et que je cite à cause de cette circonstance, afin de montrer que la goutte acquise est quelquefois aussi rebelle que la goutte héréditaire. Cependant je dois dire que c'est le seul des cinq malades qui composent cette série qui n'eût pas une goutte héréditaire.

Obs. IX. — Le sujet de cette observation, M. de N., âgé maintenant de 58 ans (1), d'une très forte constitution, d'un tempérament sanguin, aimant et ayant habituellement une bonne table, a eu sa première attaque de goutte à 33 ans. Il n'a jamais eu la gravelle ; son urine dépose seulement un peu d'acide urique dans les premiers jours de ses accès de goutte. Il avait une et quelquefois deux ou trois attaques par an, qui se succédaient quelquefois à de courts intervalles, et qui le retenaient ordinairement plusieurs mois au lit, avec de très vives douleurs. Sa dernière attaque avait duré six mois. Il vint à Vichy, pour la première fois, au mois de juillet 1839. Ses pieds, habituellement très sensibles dans les intervalles des attaques, se gonflaient lorsqu'il restait quelque temps debout ; de sorte que la marche était extrêmement pénible. Il prit les eaux pendant six semaines, et revint à Vichy en 1840, n'ayant eu, depuis l'année précédente, que deux légers accès de goutte, chacun de huit à dix jours de durée ; mais il arriva avec un commencement d'accès au pied gauche et au genou du même côté, qui avait débuté en route et qui se développa à Vichy. Cet accès le retint au lit ou à la chambre pendant une quinzaine de jours, et empêcha par conséquent qu'il ne fît son traitement aussi complètement qu'il l'aurait fait sans cela. M. de N. est encore revenu à Vichy en 1841. Il avait eu plusieurs ressentimens de goutte depuis l'année précédente, mais pas d'accès marqués. Il est vrai que depuis cette

---

(1) C'est ce malade qui m'a fourni le premier produit de sécrétion de la peau dont M. O. Henry a fait l'analyse, et dont il est question plus haut.

époque il avait eu plusieurs fois recours aux pilules de Lartigues pour arrêter les accès qu'il redoutait, et qui se seraient peut-être développés sans cela. Après avoir passé cinq semaines à Vichy, il est retourné chez lui d'où il m'écrit (18 avril 1842) : « Depuis mon retour de Vichy jusqu'au mois de novembre, je suis resté sous une influence goutteuse que j'ai sans cesse combattue avec mes pilules de Lartigues. Du reste, je n'ai fait aucun traitement, ni suivi aucun régime particulier. Le 1er novembre, la goutte se déclara. Je pris inutilement double dose de pilules ; l'accès n'en persista pas moins, et je suis dans mon lit depuis près de six mois. »

Sans doute, c'est là un résultat peu satisfaisant ; mais je ferai remarquer que, chez les malades de la constitution de M. de N., la goutte est ordinairement extrêmement rebelle, même lorsque, comme chez lui, elle n'est pas héréditaire. C'est ce que je lui ai dit souvent, en l'engageant à adopter un autre régime que celui qu'il suit habituellement lorsqu'il n'a pas la goutte, et à ne pas se borner, comme il l'a fait depuis deux ans, à ne prendre des boissons alcalines que pendant le temps qu'il passe à Vichy. M. de N. ne fait pas ce qu'on appelle des excès, mais il a malheureusement un très grand appétit, et je trouve qu'il n'y résiste pas assez ; car je suis bien convaincu aujourd'hui qu'il s'agit moins, chez les goutteux, d'éviter tel ou tel aliment, ce qu'il est d'ailleurs en général assez difficile d'obtenir, que d'être ordinairement très sobre, de ne pas surcharger l'estomac d'une trop grande quantité d'alimens. Si M. de N. voulait bien aussi ne pas oublier que, dans l'intervalle de la première saison qu'il a passée à Vichy à la seconde, temps pendant lequel il a fait assez habituellement usage de boissons alcalines, sans avoir eu recours jusquelà aux pilules de Lartigues ; s'il voulait bien, dis-je, ne pas oublier que pendant ce temps il a très peu souffert, il se convaincrait que, pour lui, comme pour tous les goutteux, l'usage habituel des boissons alcalines et une grande sobriété sont encore le seul moyen de combattre avec succès l'affection goutteuse.

Obs. X. — Un autre goutteux de cette série, M. Roux, d'Achun (Nièvre), qui est venu trois années de suite à Vichy, et qui, je crois, a mieux fait son traitement que les autres malades que je viens de citer, continue néanmoins à avoir des accès de goutte. Ce malade, âgé maintenant de 72 ans, n'était goutteux que depuis cinq ans lorsqu'il vint à Vichy pour la première fois ; mais il était graveleux depuis 29 ans, et il avait de violentes coliques néphrétiques. Il a eu un oncle maternel goutteux. Son état ne s'est pas aggravé, mais les eaux de Vichy n'ont presque pas apporté de changement dans son état, quant à sa goutte ; du moins les accès, sans être plus forts, persistent à revenir. C'est de tous les goutteux auxquels j'ai donné des soins celui qui, en suivant cependant assez exactement son traitement, a obtenu le moins de soulagement. Il m'écrit (29 mars 1842) : « Depuis que j'ai quitté Vichy, j'ai fait usage de bi-carbonate de soude ; cependant, dès les premiers jours d'octobre, j'ai été pris de la goutte au pied et à la jambe gauche où déjà l'année dernière je l'avais eue. L'enflure m'y a laissé plusieurs petites plaies. La goutte s'est portée aussi, à plusieurs reprises, dans la région épigastrique, ce qui a nécessité l'emploi des cataplasmes de moutarde. Quant à la gravelle, je n'en ai eu aucun ressentiment; je ne remarque plus de sable dans mon urine. »

Cette observation prouve que, chez les goutteux comme chez les autres malades, il est des cas dans lesquels le meilleur remède peut échouer.

Si maintenant nous reprenons ensemble les 89 cas qui font le sujet de ce mémoire, nous trouvons 60 cas de goutte héréditaire, développée à 33 ans environ, âge moyen, et 29 cas de goutte acquise, développée à 37 ans, âge moyen. Sur ces 89 goutteux, 47 étaient en même temps graveleux, ou au moins avaient souvent un sédiment rouge dans leur urine (1). Ces graveleux sont ainsi répartis : dans la première série, 17 sur 27; dans la deuxième, 29 sur 59, et dans la troisième, 1 seulement sur 5 ; ce qui porterait à penser que la goutte co-existant avec la gravelle offrirait au traitement un peu plus de chances de succès que lorsque cette co-existence ne se rencontre pas.

D'après les observations recueillies jusqu'à présent, il paraît que la goutte se développe un peu plus tôt chez les malades qui sont goutteux héréditairement que chez ceux chez lesquels la goutte est acquise ; mais il ne semble pas que l'âge des malades, ni l'ancienneté de la goutte, pas plus que la circonstance d'hérédité ou de non hérédité de cette maladie, exercent une bien grande influence sur l'efficacité de son traitement.

Non seulement ceux de ces 89 goutteux qui avaient des articulations plus ou moins raides et inflexibles ont recouvré plus ou moins de souplesse dans ces articulations, toutes les fois qu'il n'y avait pas ankylose complète, et marchent maintenant avec beaucoup plus de facilité, quelques uns, me disent-ils, comme s'ils n'avaient jamais été goutteux; mais chez quelques-uns d'entre eux, des concrétions plus ou moins considérables ont disparu. Ainsi, un des goutteux de la deuxième série, M. C.,

_____

(1) On voit que je trouve ici 47 graveleux sur 89 goutteux, tandis que, dans le rapport à l'Académie, M. Patissier n'en a trouvé que 20 sur 89. Cette différence vient de ce que M. Patissier n'a tenu compte que de ceux qui sont véritablement graveleux, tandis que j'ai compris dans cette catégorie, non seulement les véritables graveleux, mais aussi ceux chez lesquels l'urine offre souvent un sédiment rouge.

avocat à Bellac (Haute-Vienne), m'écrit : « Je vous dirai que les deux énormes concrétions que j'avais aux coudes sont dissipées. Je perdis celles du bras gauche à mon premier voyage à Vichy ; l'autre a disparu depuis ma dernière saison. Mes autres nodosités sont restées dans le même état ; elles s'ouvrent de temps à autre et jettent de la craie. »

Quant à des accidens survenus par suite de l'emploi des eaux de Vichy chez les goutteux, je déclare que je n'en connais pas, et je serai obligé à celui qui en connaîtrait de vouloir bien les publier, ce qui lui sera très facile, parce que les goutteux qui ont pris les eaux de Vichy sont tous parfaitement connus ; je le prierais seulement de ne négliger aucune des circonstances dans lesquelles ces accidens seraient arrivés, afin de mettre tout le monde à même de pouvoir apprécier les faits.

Sans doute, tous les goutteux ne sont pas dans des conditions convenables pour pouvoir supporter les boissons alcalines, et on ferait certainement plus de mal que de bien, dans certains cas, si on voulait les soumettre tous au même traitement ; aussi le médecin doit-il, chez les goutteux, comme chez les autres malades, tenir compte de toutes les conditions dans lesquelles ils se trouvent pour décider si le traitement peut leur être appliqué.

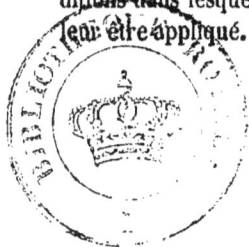

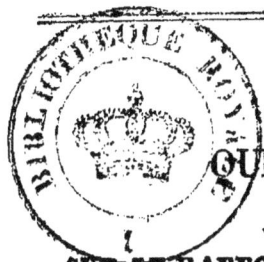

QUELQUES RÉFLEXIONS

SUR LE RAPPORT DE MM. GAY-LUSSAC ET PELOUZE,

Fait à l'Académie des Sciences le 21 mars 1842,

SUR PLUSIEURS COMMUNICATIONS DE M. LE DOCTEUR LEROY-D'ÉTIOLLES,

relatives

A LA DISSOLUTION DES CONCRÉTIONS URINAIRES.

Je n'avais nullement l'intention de revenir, pour le moment, sur la question de la dissolution des calculs urinaires ; je me contentais d'admirer la persistance avec laquelle mon confrère M. Leroy-d'Etiolles reproduit toujours les mêmes faits et les mêmes argumens, sans s'occuper des rectifications dont ces faits ont été l'objet, pas plus que des argumens qui ont été opposés à ceux qu'il avait fait valoir. Ne voulant pas le suivre dans ce système de répétitions incessantes qui me semblent devoir fatiguer tout le monde, et trouvant, pour mon propre compte, très fastidieux de lui opposer toujours les mêmes réponses toutes les fois qu'il lui prend fantaisie de répéter les mêmes faits, j'attendais, pour lui répondre une dernière fois, qu'il eût produit tout ce qu'il avait à dire sur cette question. Cependant je n'ai pas cru pouvoir me dispenser d'écrire à

M. le président de l'Académie des sciences, à l'occasion d'un rapport de M. Pelouze sur les communications de mon confrère, dans le but principal de combattre une objection contre l'emploi des boissons alcalines, que M. Leroy a encore une fois renouvelée, et toujours, suivant son habitude, sans tenir aucun compte des argumens, tout à fait péremptoires cependant, au moyen desquels elle avait été plusieurs fois combattue.

Voici la lettre que j'ai écrite à ce sujet :

« Monsieur le président,

» Dans une des dernières séances de l'Académie, il a été fait un rapport sur plusieurs communications de M. Leroy-d'Etiolles, *relatives à la dissolution des concrétions urinaires.*

» Ayant employé les eaux de Vichy comme moyen dissolvant de ces concrétions chez un assez grand nombre de calculeux, je crois devoir vous adresser, à l'occasion de ce rapport, le résultat de mes observations, afin de mieux fixer l'opinion sur le degré d'efficacité, dans ce cas, des boissons alcalines.

» Je répondrai en même temps à une objection encore une fois renouvelée contre l'emploi de ces boissons, et qui ne me paraît nullement fondée.

» On veut bien ne pas contester l'efficacité des eaux de Vichy, et en général des boissons alcalines, contre la gravelle, et même avouer que cette efficacité est généralement reconnue.

» On veut bien aussi ne pas nier complètement qu'il soit possible d'obtenir la dissolution ou la désagrégation de certains calculs urinaires, seulement on croit que ce résultat ne peut être obtenu que dans des cas fort rares.

» Il serait en effet difficile de pouvoir nier tout à fait aujourd'hui la possibilité de semblables résultats ; car, si les faits de dissolutions qui ont été recueillis, soit par moi, soit par d'autres médecins, n'ont pas toujours été constatés rigoureusement, parce que les malades une fois guéris ou au moins n'éprouvant plus aucun symptôme de la pierre, n'ont plus voulu consentir à se laisser sonder, il est cependant des cas dans lesquels l'exploration a été faite avant et après le traitement, et qui, par conséquent, démontrent de la manière la moins douteuse la possibilité de réussir au moins quelquefois. Toutefois, je n'ai jamais prétendu que l'on dût toujours réussir complètement ; je sais, ainsi que le dit M. le rapporteur, car je l'ai dit moi-même avant lui, que lorsque les calculs sont très volumineux, et que surtout ils ont une grande dureté, une cohésion telle qu'ils ne peuvent être que difficilement pénétrés par les alcalis, et que, par conséquent, le mucus qui leur sert de lien et en quelque sorte de ciment ne peut être que faiblement attaqué ; je sais, dis-je, qu'alors leur désa-grégation est nécessairement très lente, et peut-être même, dans quelques cas, tout à fait impossible ; d'où il résulte que, dans ces circonstances, bien qu'on soulage presque toujours les malades, l'on en trouve peu qui aient assez de persévérance pour attendre leur guérison complète de la seule action des boissons alcalines. Quoi qu'il en soit, il n'en est pas moins démontré pour moi aujourd'hui que toutes les fois que les calculs ne seront pas très volumineux, ni d'une trop grande dureté, il y aura de très grandes probabilités de pouvoir les détruire complètement au moyen des boissons alcalines. Bien entendu que je n'entends pas parler ici des calculs d'oxalate de chaux, qui, lorsqu'ils seront purs, résisteront proba-blement toujours à cette médication.

» Mais je veux surtout répondre à une objection contre l'emploi des boissons alcalines, objection déjà soulevée par Proust et par Marcet, et que renouvelle M. Leroy-d'Etiolles, c'est que l'usage longtemps continué de ces boissons, et à doses élevées, peut, en neutralisant les acides libres de l'urine, favoriser la formation de calculs de phosphate et de carbonate de chaux et de magnésie.

» La théorie a dû peut-être faire naître une semblable crainte, mais cette crainte n'a jamais été justifiée par la pratique. Ainsi, M. le docteur Lucas, qui pendant trente-deux ans a administré les eaux de Vichy à un très grand nombre de malades, a répété souvent à un honorable membre de l'Académie des sciences, M. d'Arcet, qui s'est beaucoup occupé de l'action des eaux de Vichy, et qui en fait personnellement, depuis plus de quinze ans, un usage constant, qu'il n'avait jamais observé de calculs d'aucune espèce chez les malades qui venaient habituellement à Vichy. D'un autre côté, ne sait-on pas que les ouvriers qui passent une grande partie de leur vie dans les fabriques de soude, et qui ont presque toujours l'urine alcaline, se portent bien et n'ont jamais la pierre ? Si je con-sulte ma propre expérience, je puis assurer que je connais un très grand nombre de malades qui font un usage habituel, et déjà depuis bien des années, soit d'eau de Vichy naturelle, soit de bi-carbonate de soude, et que, quoique quelques-uns d'entre eux fussent graveleux ou calculeux auparavant, non seulement ils n'ont plus eu ni gravelle, ni pierre, mais que leur urine est toujours dans l'état le plus satisfaisant, et que même leur santé générale paraît s'être sensiblement améliorée sous l'influence de ce moyen.

» Si l'on a rencontré des calculs phosphatiques chez quelques malades qui avaient fait usage de boissons alcalines, il est plus que porbable que ces calculs existaient déjà avant l'emploi de ces boissons alcalines, ou que l'on avait affaire à des sujets qui avaient, avec la pierre, que'que affection grave des voies urinaires, ou quelque obstacle à l'excrétion facile de l'urine, ce qui amène presque nécessairement, par suite du séjour de l'urine dans la vessie, un catarrhe purulent et l'état ammoniacal de l'urine. Ce qui vient à l'appui de cette opinion, c'est que M. Leroy d'Etiolles avoue lui-même que ce n'est que dans de semblables circonstances qu'il a vu se développer des calculs phosphatiques.

» Agréez, etc.

« Paris, le 3 avril 1842. »

Mais une lettre à une Académie ne peut jamais avoir qu'une étendue bornée; et puis on a fait imprimer le rapport de M. Pelouze; on lui donne, comme je devais m'y attendre, une grande publicité; on l'exploite enfin. Je me vois donc forcé de revenir encore sur ce rapport, afin de faire sentir à tout le monde le peu de fondement des assertions qu'il contient.

J'en reproduirai d'abord textuellement le passage où sont indiquées les circonstances dans lesquelles M. Leroy dit avoir rencontré des calculs phosphatiques. « Ces cas, dit M. le rapporteur, se sont présen-»tés, d'après l'auteur (M. Leroy), chez des personnes atteintes de ca-»tarrhe vésical, chez lesquelles l'urine était altérée et retenue dans la »vessie par un obstacle à son cours. *Il ne les a pas remarqués dans* »*d'autres circonstances*, et, suivant lui, la diathèse phosphatique qui se »manifeste alors est une suite même de l'état inflammatoire de la vessie. »

Ainsi mon confrère, qui ne néglige jamais aucun argument, bon ou mauvais, pour soutenir son opinion, est obligé de reconnaître qu'il n'a pas rencontré un seul malade qui, hors des circonstances que je viens de rappeler, lui ait présenté des calculs phosphatiques. Mais ensuite, je l'avoue, je ne puis pas comprendre comment les cas dont on parle pourraient prouver que les boissons alcalines peuvent être pour quelque chose dans la formation, en pareilles circonstances, de calculs phosphatiques? Est-ce qu'on ne rencontre pas tous les jours des calculs de cette nature chez des malades qui se trouvent dans les conditions indiquées, et sans qu'ils aient jamais fait usage d'aucune boisson alcaline? Ce qui m'étonne, c'est que M. le rapporteur, au mérite duquel je me plais d'ailleurs à rendre hommage, se soit contenté de pareils faits pour établir son opinion, et pour avancer qu'*il paraît bien certain que les boissons alcalines peuvent, dans quelques circonstances, déterminer des dépôts calculeux dans la vessie.*

Si M. Pelouze était médecin, je me permettrais de lui-dire que c'est au moins bien légèrement qu'il a émis cette opinion ; mais, dans cette question, il n'est que chimiste ; il a cru seulement pouvoir accepter les faits avec la couleur qui leur a été donnée, et il n'était pas obligé de savoir, si on ne le lui a pas dit, que des faits pareils se rencontrent journellement chez des malades qui ne font point usage de boissons alcalines. Il est vrai que M. Pelouze ajoute, comme s'il n'était pas bien pénétré de l'opinion qu'il émet : « Nous nous garderons bien de tirer, des observations que »nous venons de rapporter, la conclusion que les eaux minérales alcalines »doivent être rejetées de la thérapeutique, soit dans le traitement de la »gravelle, soit dans celui de la pierre. » Je comprends en effet la prudence de M. Pelouze, car si tous les faits dont lui a parlé M. Leroy-d'Etiolles ressemblent à celui qu'on a été chercher dans Marcet, ils prouvent, suivant moi, tout justement le contraire de ce qu'on a voulu leur faire dire. Voici ce fait. Le malade dont parle cet auteur s'étant mis pendant un grand nombre d'années à l'usage des carbonates, son calcul, qui était formé d'acide urique, *s'usa peu à peu, sans toutefois se dissoudre* (je suppose que M. Pelouze admet qu'il s'est fait là une désagrégation) ; le malade rendait quelquefois des graviers phosphatiques, et, à sa mort, on trouva dans la vessie *une partie* du calcul d'acide urique, avec plusieurs petites concrétions de phosphates terreux.

Je n'ai pas besoin de faire remarquer que l'on a cité ce fait parce que le malade rendait quelquefois des graviers phosphatiques, et qu'à sa mort on trouva dans la vessie, avec une partie du calcul d'acide urique, plusieurs petites concrétions phosphatiques. On voit que c'est toujours la même manière de raisonner. Parce qu'on trouve quelques petites concrétions phosphatiques dans la vessie, ce sont toujours nécessairement les boissons alcalines qui en sont la cause ; on ne veut pas absolument se rappeler une seule fois que l'on trouve journellement des calculs de cette nature chez des malades qui n'ont jamais bu une goutte de boissons alcalines. Tout cela me paraît bien peu logique, et il me semble qu'il est bien plus naturel de penser que, dans ce cas, puisqu'on reconnaît que le calcul d'acide urique était usé, que le malade avait rendu des graviers de phosphates, et qu'on ne trouvait plus que de petites concrétions de cette nature dans la vessie ; il me semble, dis-je, qu'il est bien plus naturel de penser que, dans ce cas, l'on a eu affaire à un calcul d'acide urique et de phosphate de chaux, ce qui se voit souvent, et que, par l'effet des alcalis, il y a eu en même temps dissolution et désagrégation de la partie du calcul qui était formée d'acide urique, et désagrégation de la partie qui était composée de phosphate de chaux.

M. Leroy-d'Etiolles n'est jamais embarrassé, comme on va le voir, pour trouver des argumens ou des opinions qui lui soient favorables, quand il croit en avoir besoin pour appuyer ses assertions. C'est ainsi que, depuis quelques années, il exploite avec le plus grand succès, au profit de son opinion, un passage d'une lettre de M. Prunelle à l'Académie de médecine, en lui donnant, comme je vais le démontrer, un sens qu'il n'a jamais eu.

M. Prunelle émettait et soutenait dans cette lettre l'opinion que lorsqu'un malade rend pendant longtemps des graviers, c'est que ces graviers se sont formés successivement, et qu'on ne peut pas admettre qu'ils soient le produit d'une même et unique création. Je ne sais pas trop pourquoi M. Prunelle a cru devoir défendre cette opinion, car je ne sache pas qu'elle ait jamais été contestée par personne; mais je ne suis pas chargé d'expliquer pourquoi M. Prunelle a voulu se passer cette fantaisie; il me suffit de constater ce fait que tout le monde peut d'ailleurs vérifier. Mais, ce que je veux établir, et on s'en convaincra facilement en lisant sa lettre tout entière dans les bulletins de l'Académie de médecine; ce que, dis-je, je veux établir, c'est que ce médecin n'a pas dit le moins du monde que cela se passait ainsi sous l'influence des eaux de Vichy, que c'était sous cette influence que se formaient successivement ces graviers, et j'ajouterai qu'il n'a jamais pu le dire, car il aurait dit une chose contraire à tout ce qu'on observe. Nous ne sommes pas toujours d'accord, M. Prunelle et moi, sur la manière d'expliquer, dans tous les cas, le mode d'action des eaux de Vichy, mais nous le sommes au moins pour reconnaître que ces eaux, ou toutes autres eaux minérales également alcalines, sont le meilleur moyen d'empêcher la formation de la gravelle, et c'est effectivement ce que dit M. Prunelle, et de la manière la plus positive, dans cette même lettre citée par M. Leroy; mais ce dernier n'a probablement lu de cette lettre que le passage en question, et que voici : « On voit souvent des »graveleux rendre des graviers pendant si longtemps, et en quantité »telle, que si tous ces graviers étaient le produit d'une même et unique » création, il faudrait supposer aux cavités qui les contiennent une capacité »au moins égale à celle de l'estomac. »

Ce passage, comme on voit, était séduisant pour M. Leroy; on l'aurait écrit tout exprès pour lui fournir un argument qu'on n'aurait pas mieux réussi. Aussi s'est-il peu occupé de ce qui le précédait et de ce qui le suivait, ce qui pouvait cependant fort bien en changer le sens. Ce passage seul lui suffisait, et son imagination a fait le reste. Vite il a cité la bienheureuse phrase dans une lettre à l'Académie de médecine (1839), et comme il était essentiel de faire partager à ses lecteurs le rêve de son

imagination, ce à quoi il n'a que trop réussi, il a eu soin d'ajouter : « Si
»le nombre de ces graviers éloigne, comme le dit M. Prunelle, l'idée
»d'une même et unique création, *ils se sont donc formés pendant le*
»*traitement ;* or, si l'on applique ici l'axiôme *post hoc ergo propter*
»*hoc,* on arrive à conclure que les eaux de Vichy favorisent la formation
»de la gravelle, même de la gravelle d'acide urique. »

Comme on ne peut jamais répéter trop souvent les bonnes choses,
M. Leroy n'a pas manqué, dans une autre lettre à l'Académie de médecine (1841), de citer de nouveau la précieuse assertion de M. Prunelle,
et toujours, comme on le pense bien, en faisant précéder cette citation
de réflexions qui lui donnent le sens que son imagination a su trouver.

Enfin, il est si bien parvenu à persuader à M. Pelouze lui-même que
telle était bien l'opinion de M. Prunelle, que ce chimiste n'a pas même
eu l'idée de remonter à la source, et d'ouvrir les bulletins de l'Académie
de médecine pour s'assurer de la vérité ; de sorte que, dans son rapport
à l'Académie des sciences, on lit le passage suivant : « Il y a des malades
»qui, *presque aussitôt après avoir été soumis au régime des eaux al-*
»*calines*, rendent une quantité très considérable de graviers et de pous-
»sière d'acide urique. Quelques-uns en rejettent avec leur urine une
»quantité telle que, d'après M. Prunelle, si on voulait les supposer tout
»formés dans le rein, il faudrait que celui-ci eût une capacité plus grande
»que l'estomac. »

Eh bien ! que résultera-t-il de là ? C'est que ce passage. bien qu'il n'exprime qu'un mensonge, n'en aura pas moins de publicité, et qu'il sera
accueilli comme une vérité, précisément parce qu'il vient de l'Académie
des sciences, non seulement par le public, auquel on aura grand soin de
ne pas le laisser ignorer, mais même par les savans, qui n'iront pas vérifier le fait.

Je regrette vivement que M. Pelouze, à la disposition duquel je m'étais
mis cependant, n'ait pas jugé à propos, avant de rédiger son rapport, de
m'appeler, conjointement avec M. Leroy-d'Etiolles, pour discuter devant
lui les observations et les argumens que nous aurions eu, l'un et l'autre,
à lui présenter ; j'aurais pu peut-être, en lui faisant mieux apprécier la valeur de certains faits et de certaines assertions, modifier sa manière de
voir, et nous n'aurions pas à regretter un rapport qui fera beaucoup de
mal. En effet, un rapport qui sort de l'Académie des sciences est toujours
considéré comme une chose sérieuse. Le public ne sait pas que c'est
l'œuvre d'un seul homme dont la religion a pu être surprise ; il voit là
une œuvre de l'Académie des sciences tout entière, c'est-à-dire du premier corps savant du monde, et il l'accepte avec confiance comme base

de son opinion. Tout cela, je le répète, est très fâcheux; car, que M. Pelouze le sache bien, son rapport aura du retentissement, ne serait-ce que sous forme de *réclame*, et non seulement dans les journaux de Paris, mais encore dans ceux des départemens et de l'étranger, et l'on répétera, avec M. Leroy-d'Etiolles, que les eaux de Vichy peuvent donner la pierre, et que c'est l'Académie qui l'a dit.

Mais enfin tout est dit maintenant. M. Leroy-d'Etiolles voulait un rapport de l'Académie des sciences, et il l'a obtenu; il le désirait favorable, et il l'a eu favorable; il désirait des éloges, et on lui en a donné. Qu'il triomphe donc! Quant à moi, qui ne comprends plus rien à tout ce que je vois, je m'incline profondément.

Je me permettrai cependant encore quelques réflexions. Il m'en coûte beaucoup, je l'avoue, et on le voit assez, de renoncer à une opinion à laquelle je n'ose plus dire que 'e cro's encore; mais enfin, comme je ne suis pas entêté, je finirai peut-être par reconnaître, puisque l'Académie des sciences en a décidé ainsi, que M. Leroy-d'Étiolles a raison; que les eaux de Vichy, de même que toutes les eaux alcalines du monde, sont très malfaisantes; qu'elles alcalisent l'urine, ce que je savais déjà, et qu'en alcalisant l'urine, elles en précipitent des phosphates qui peuvent s'agglomérer ensuite pour former des pierres dans nos vessies; que, par conséquent, depuis je ne sais combien de siècles, on a eu tort d'en boire, et qu'enfin il est bien à regretter pour nos pères, qui peut-être vivraient encore, s'ils n'avaient pas bu d'eau de Vichy, que M. Leroy-d'Étiolles ne soit pas venu au monde plus tôt. Je finirai peut-être, je le répète, par reconnaître tout cela; cependant il me reste encore sur le point de science qui nous occupe un léger doute, que je demande la permission de soumettre à M. Leroy-d'Étiolles et à l'Académie des sciences.

Si j'en crois un chimiste distingué, M. Longchamp, qui du reste vient de le dire à l'Académie des sciences, elle-même, dans une lettre qui lui a été communiquée dans sa derrière séance; si j'en crois même d'autres chimistes fort recommandables que j'ai consultés depuis, il paraîtrait que lorsque les boissons alcalines ont pénétré dans la circulation, et que, par conséquent, l'urine est sécrétée alcaline, elle ne contient pas et ne peut pas contenir de phosphates ni de carbonates de chaux (1). Or, s'il en est

---

(1) Dans un autre passage de cette lettre, M. Longchamp dit encore : « Depuis plus de deux siècles que les eaux de Vichy sont en grand renom à la cour et à la ville, parmi les cent mille personnes qui les ont fréquentées, a-t-on entendu dire qu'il y en ait qui soient mortes de la pierre par suite de l'usage de ces eaux ?

ainsi, je demanderai à M. Leroy-d'Etiolles et à l'Académie des sciences de vouloir bien m'expliquer comment il peut se faire que de l'urine qui ne contient pas de phosphates ni de carbonates de chaux puisse cependant en déposer pour former des pierres.

C'est là, comme on voit, un problème digne d'exercer la sagacité de mon confrère et même de l'Académie ; mais, comme je ne me soucie pas de me susciter de nouvelles querelles avec MM. les lithotriteurs, et encore moins avec l'Académie, je prie bien de remarquer que je me borne à poser le problème, et que je laisse toute la responsabilité de l'argument à M. Longchamp, qui d'ailleurs le défendra beaucoup mieux que je ne pourrais le faire. Cependant, malgré mon ignorance en chimie, comme je n'aime pas beaucoup à m'en rapporter uniquement aux expériences faites par les autres, que je tiens à voir par mes propres yeux, et que d'ailleurs je ne veux rien ignorer de ce qui a trait à cette importante question, j'ai voulu faire l'expérience suivante, qui me paraît venir fortement à l'appui de l'opinion de M. Longchamp. J'ai osé braver la crainte de voir se former une pierre dans une vessie ; et, après m'être assuré que mon urine était acide, j'ai bu hardiment deux litres d'eau de Vichy. Deux heures après, mon urine était très alcaline. Je me suis rendu alors chez un chimiste distingué, M. Caventou ; et, après avoir bien constaté que mon urine était parfaitement claire, qu'elle était très alcaline et qu'il ne s'en précipitait rien, nous y avons mis une dissolution de sous-carbonate de soude, et elle n'a rien perdu de sa transparence ; nous y avons mis alors de l'oxalate d'ammoniaque, et elle est restée toujours parfaitement claire ; tandis que, lorsque nous y avons ajouté un atome d'un sel de chaux, il y a eu à l'instant un précipité très marqué. Cela ne prouve-t-il pas que, comme l'a dit M. Longchamp, l'urine qui est secrétée alcaline ne con-

---

Non. Or, si elles étaient aussi malfaisantes qu'on le pense, n'y aurait-il pas quelques cas qui auraient été signalés, au moins parmi les grands seigneurs ? Ainsi l'usage séculaire des eaux alcalines ne vient en rien justifier les craintes que l'on témoigne. »

Plus loin, après avoir donné d'excellentes raisons chimiques pour soutenir l'opinion que je défends, il ajoute : « Je crois que ces réflexions pourront tranquilliser les nombreux malades qui font usage des eaux alcalines, et que le rapport fait à l'Académie pourrait effrayer. Sans doute, MM. les commissaires, ainsi qu'ils le disent eux-mêmes, ne prétendent pas que les eaux alcalines doivent être rejetées de la thérapeutique ; mais il n'en est pas moins vrai que ce rapport, qui ne traite pas uniquement de la dissolution des calculs et qui s'applique particulièrement aux causes probables de leur formation, propagé par la malveillance ou par des ignorans, serait de nature à porter l'inquiétude chez un grand nombre de malades. »

tient ni phosphate ni carbonate de chaux, et que, par conséquent, il
est impossible que ces sels s'y déposent pour former des pierres.

Mais, je le répète, je ne su's pas chimiste, et je veux me renfermer
dans mon expérience pratique. Je dis alors que si, ce dont je doute,
surtout depuis l'expérience précédente, il y a quelquefois des phosphates
et des carbonates de chaux dans l'urine des personnes qui font usage
de boissons alcalines, ces sels ne se précipitent pas. Remarquez bien
que je ne veux pas dire pour cela, car il faut bien s'expliquer avec
MM. les chimistes, que la soude des eaux de Vichy arrive dans la vessie
à l'état où elle se trouve dans cette eau, c'est-à-dire à l'état de bi-carbonate, ni même à celui de sesqui-carbonate, parce que, dans ces deux
cas, il n'y aurait rien d'étonnant à ce que les phosphates de l'urine ne se
précipitassent pas ; j'admets que la soude arrive dans la vessie, comme cela
est en effet, à l'état de sous-carbonate, et je dis, je le répète, que, malgré cela, les phosphates, s'il y en a, ne se précipitent pas, ou que du
moins, jusqu'à présent, et c'est une remarque que M. d'Arcet avait faite
avant moi, j'ai toujours vu l'urine devenir très claire sous l'influence
de l'eau de Vichy, et que je n'y ai pas observé de précipités. J'en suis
très fâché pour la théorie chimique, qui, je le sais, dit le contraire ;
mais je donne cela comme un fait que l'on observe déjà depuis quelques
centaines d'années. D'ailleurs, un fait comme celui là ne me paraît rien
avoir de bien extraordinaire ; car, quoique je ne sois pas chimiste, je sais
cependant qu'on en voit d'autres tout aussi extraordinaires en chimie ; et
si quelque chose m'étonne, c'est qu'un chimiste aussi éminent que M. Pelouze, dont le mérite est si réel et si bien connu de tout le monde, ait
cru pouvoir conclure, de quelques expériences de laboratoire, que les
choses devaient nécessairement se passer de la même manière dans la
vessie. Ne sait-il pas que, dans un liquide où il y a tant d'élémens réunis,
il est impossible à la chimie de calculer tout ce qui s'y passe ? Ne sait-il
pas que les sels phosphatiques que l'on redoute tant de voir se précipi-
ter, ont d'autant plus de chances de rester en dissolution dans l'urine,
que ce liquide contient déjà un plus grand nombre d'autres principes en
dissolution ? Ne sait-il pas enfin qu'il suffit d'un élément en plus ou en
moins dans ce liquide, pour que tel autre élément y reste en dissolution
ou en soit précipité ? Je citerai, à l'appui de cette dernière assertion, un
fait que M. Pelouze connaît sans doute aussi bien que moi. On sait que
l'oxide ferreux est précipité par les alcalis. Eh bien ! qu'on ajoute une
grande quantité de matières organiques non volatiles, et l'oxide ferreux
n'est plus précipité par les alcalis. Il en est de même pour l'oxide fer-
rique.

Que les chimistes le sachent donc bien! La vessie est encore une bou-
teille à l'encre dans laquelle ils n'ont pas tout vu. Il faudrait donc être
prudent, quand on ne parle de ce qui s'y passe que d'après quelques expériences de laboratoire ; car, en agissant autrement, on peut commettre
des erreurs qui peuvent avoir de graves conséquences; et ne sait-on pas
que, quand il arrive à un corps aussi grave que l'Académie des sciences
d'en commettre, il faut bien longtemps ensuite pour réparer le mal qui a
été fait. D'ailleurs, comment M. Pelouze n'a-t-il pas vu que, si les faits et
les raisonnemens présentés par M. Leroy-d'Etiolles n'étaient pas une pure
illusion, l'on pourrait aller à coup sûr chercher des carrières dans les vessies de tous les ouvriers qui travaillent dans les fabriques de soude ; tandis qu'au contraire il est constant qu'ils n'ont jamais ni la gravelle, ni la
pierre? En vérité, quand on voit l'Académie des sciences s'en laisser
imposer jusqu'au point de venir déclarer à la face de l'univers que les
eaux de Vichy peuvent donner la pierre, on se demande ce qu'on ne par-
viendra pas à faire croire désormais à un corps savant.

Mais je dirai plus encore, c'est que, quand bien même les phosphates et les
carbonates de chaux ne resteraient pas en dissolution dans l'urine alcalisée,
et qu'ils se précipiteraient, ils ne pourraient pas former de calculs, parce
qu'il faudrait encore qu'ils rencontrassent dans la vessie un mucus capa-
ble de les agglomérer, de leur servir de lien, et que les alcalis, par la
propriété qu'ils ont de dissoudre le mucus, au moins en partie, et, dans
tous les cas, de le gonfler, de le boursouffler, lui ôtent la propriété plas-
tique indispensable à cette agglomération. Si ces sels se précipitaient, ils
seraient entraînés par l'urine, et ne resteraient pas dans la vessie.

Enfin, je ne suis plus étonné que d'une chose, c'est que mes confrères, qui ont l'honneur de faire partie de l'Académie des sciences, ne
se soient pas adressés au gouvernement, aussitôt après avoir entendu le
rapport de M. Pelouze, pour demander, dans l'intérêt de la santé publique,
que l'on ferme immédiatement les sources de Vichy; car, si cette précau-
tion n'est pas prise, on verra qu'il se trouvera encore, et peut-être pas
plus tard que cette année, des gens assez imprudens pour y aller boire ;
et qui sait alors tous les malheurs qui peuvent en résulter, et s'ils ne ren-
treront pas tous chez eux avec de véritables carrières dans leurs vessies !
C'est alors seulement qu'on verra combien M. Leroy-d'Etiolles avait
raison, et combien surtout il y mettait du désintéressement, lorsqu'il si-
gnalait le danger; mais malheureusement il sera trop tard.

IMPRIMERIE ET LITHOGRAPHIE DE FÉLIX MALTESTE ET Cᵉ,
18, rue des Deux-Portes-St-Sauveur.

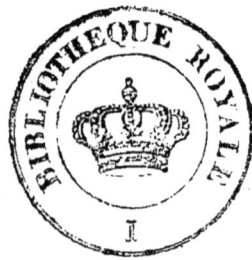